ÉTUDE CINÉMATIQ

DE LA

DIARTHROSE FÉMORO-TIBIALE

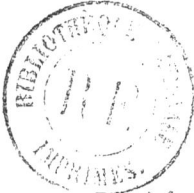

PAR LE

D' M . DELÉZINIER

INGÉNIEUR CIVIL,

LICENCIÉ ÈS SCIENCES PHYSIQUES, LICENCIÉ ÈS SCIENCES MATHÉMATIQUES,

PROFESSEUR DE MÉCANIQUE A L'ÉCOLE D'INDUSTRIE DE LIMOGES,

ANCIEN PRÉPARATEUR AU COLLÈGE DE FRANCE,

EXPERT CHIMISTE DES TRIBUNAUX.

---><><---

BORDEAUX

IMPRIMERIE G. GOUNOUILHOU

II — RUE GUIRAUDE — II

—

1897

ÉTUDE CINÉMATIQUE

DE LA

DIARTHROSE FÉMORO-TIBIALE

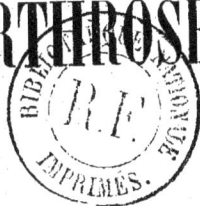

PAR LE

Dr M. DELÉZINIER

INGÉNIEUR CIVIL,
LICENCIÉ ÈS SCIENCES PHYSIQUES, LICENCIÉ ÈS SCIENCES MATHÉMATIQUES,
PROFESSEUR DE MÉCANIQUE A L'ÉCOLE D'INDUSTRIE DE LIMOGES,
ANCIEN PRÉPARATEUR AU COLLÈGE DE FRANCE,
EXPERT CHIMISTE DES TRIBUNAUX.

———⟡———

BORDEAUX

IMPRIMERIE G. GOUNOUILHOU

II — RUE GUIRAUDE — II

—

1897

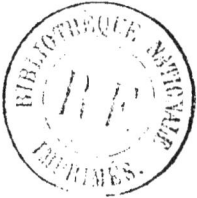

A M. LE DOCTEUR A. PITRES

DOYEN DE LA FACULTÉ

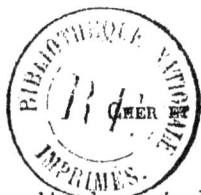

Il y a bien des années de cela, c'était un matin après la clinique, nous étions groupés autour de vous dans le petit laboratoire de Saint-André. Adossé à la fenêtre, le tablier pendu à l'épaule, vous regardiez des épreuves que je venais de vous soumettre. Et comme je montrais dans ce travail une minutie qui faisait sourire mes camarades, vous me dites en souriant aussi : « C'est bien, cela, mon cher ami ; vous avez, jusque dans les moindres détails, le respect de la vérité scientifique. »

Vous veniez de m'apprendre, après bien d'autres choses, ce qu'est cette probité scientifique, d'après laquelle il n'y a pas, dans l'étude, de quantités négligeables. Peu de temps après, la ruine de tous mes espoirs de jeunesse me força de vous quitter pour aller subir les promiscuités cruelles et l'horreur des besognes banales qui font regretter même d'en être capable. Mais, pendant les dix années de travail que j'ai semées à travers le monde, vos leçons d'autrefois sont restées mon guide. Si j'ai poursuivi, malgré les événements et les hommes, mes études aujourd'hui couronnées, c'était avec le désir de revenir un jour me refaire votre élève dans cette Faculté que j'ai tant aimée, en vous dédiant cette étude dont la brièveté mathématique résume le travail de bien longs jours. Au milieu des épreuves les plus dures, j'avais l'espoir qu'après douze ans, j'aurais pour récompense de revivre un jour de jeunesse enfuie, en vous apportant encore un travail où j'ai gardé comme autrefois « le respect de la vérité scientifique jusque dans les moindres détails ».

Mais j'ai gardé aussi, mon cher maître, pour vous l'affection la plus respectueuse et le souvenir le plus reconnaissant des années déjà lointaines où je travaillais près de vous. En vous dédiant ce travail, je vous adresse l'hommage de ma plus vive reconnaissance et de mon dévouement le plus sincère.

A MES MAITRES

MAREY, LIPPMANN, FRIEDEL, BERTHELOT, GRIMAUX

A MES MAITRES DE LA FACULTÉ DE BORDEAUX

LES PROFESSEURS BADAL, BERGONIÉ, BOUCHARD, JOLYET,
SABRAZÈS, PACHON, Dr RIVALS

A MES ANCIENS CONDISCIPLES

MM. AUCHÉ, BAZIN, PRINCETEAU, SIGALAS,
BITOT, BLANC

A MESSIEURS

CHÉNIEUX, J. LEMAISTRE, THOUVENET, L. BLEYNIE,
RAYMONDAUD, GUSSE, DELOTTE, A. THOUVENET,
PEYRUSSON, PILLAULT

A MES MAITRES

MOSSO, DE TURIN — DORN, D'IÉNA — FRÉDÉRICQ, DE LIÈGE
CROOKES, DE LONDRES

ÉTUDE CINÉMATIQUE

DE LA

DIARTHROSE FÉMORO-TIBIALE

—————— ✂ ——————

Lorsqu'on fixe le fémur en faisant exécuter à la jambe un mouvement de flexion ou d'extension, un point quelconque pris entre le genou et l'extrémité inférieure du membre décrit une courbe dans l'espace. Considérons, pour fixer les idées, la courbe que décrit le centre de gravité de la partie mobile; tous les autres points décriront des conjuguées harmoniques de cette ligne si leur distance au centre de gravité reste constante.

Proposons-nous maintenant d'obtenir la projection de cette courbe sur un plan vertical. Pour cela, on applique une règle légère le long de la crête du tibia, et on la fixe sur la peau avec quelques bandelettes de sparadrap. On fixe alors sur une planchette une feuille de papier glacé, enfumé par la méthode ordinaire, et l'on fait décrire à la jambe un mouvement d'extension ou de flexion en l'appuyant bien légèrement sur le papier. Les aspérités de la peau, et au besoin quelques fragments de papier effilés et flexibles, tracent sur la surface noircie des courbes homocentriques, c'est-à-dire ayant, en des points homologues, des tangentes parallèles.

Pour vérifier cette propriété, sans rien déranger au dispositif, on trace deux droites le long de la règle avec une pointe fine, sur le papier noirci : les directions de ces droites peuvent faire un angle quelconque entre elles, mais il est plus commode de prendre cet angle voisin de 30 degrés. Considérons trois des courbes obtenues, les deux droites déterminent sur ces courbes six points d'intersection; si on joint ces points, on constate que les sécantes obtenues sont parallèles. Si on répète la même construction en d'autres points, on constate que le parallélisme des sécantes homologues se maintient d'une façon très sensiblement constante. Il est évident que ce parallélisme existera par suite quel que soit l'angle des droites arbitrairement tracées et qu'il persistera quand, ces droites se rapprochant, les sécantes tendront vers une position limite, celle de la tangente.

On obtient ainsi des courbes dont il est nécessaire d'inscrire un grand nombre afin de diviser par un dénominateur élevé le nombre des causes d'erreur. Il est bon de ne prendre que des sujets de même sexe, par suite de l'obliquité plus grande du fémur chez la femme et de la saillie plus considérable que fait le condyle interne. Si l'on opère sur des cadavres, il est indispensable qu'ils ne soient pas en trop mauvais état; en un mot, après des essais répétés, nous concluons qu'il est bon d'assortir les sujets par série. Nous avons d'ailleurs été amené à employer un dispositif plus simple pour l'inscription des courbes afin de les inscrire sur le vivant d'une façon commode. Une planche à dessin portant un point de repère pour la tubérosité interne du condyle du fémur est garnie d'une feuille de papier ordinaire; on attache en un point quelconque de la jambe un fragment de plomb, qui laisse sur le papier des traces noires, et on laisse la jambe décrire librement sa trajectoire dans un sens ou dans l'autre. L'appareil est facile à manier; l'opération ne demande que quelques minutes.

II

Projetons maintenant sur un plan perpendiculaire au premier le mouvement d'un point du membre, nous constatons immédiatement que le genou effectue son mouvement de flexion ou d'extension de la façon suivante :

La flexion est toujours liée à une rotation du tibia en dedans (ou du fémur en dehors) et l'extension à une rotation du tibia en dehors (ou du fémur en dedans).

Prenons un genou normal et assez frais, et après avoir

détaché le triceps fémoral au-dessus de la rotule, ouvrons largement la capsule et la synoviale des deux côtés, en ménageant les ligaments latéraux. Abaissons la rotule et examinons l'interligne articulaire et les ménisques. On aperçoit alors la disposition bien connue de la surface articulaire fémorale :

1° La zone rotulienne;

2° Les portions condyliennes, ou zones internes et externes, correspondant aux cavités glénoïdes du tibia.

On remarque, entre la portion rotulienne et les portions condyliennes, deux empreintes obliques, qui marquent l'endroit où s'arrête le bord antérieur des ménisques dans l'extension totale, ce sont les « Greuzrinnen » de von Meyer, les « Hemmungsfacetten » de Hueter. Terrillon, qui les désigne sous le nom d'empreintes transversales, fait observer que ces empreintes, qui d'abord sont à peine indiquées chez l'enfant, augmentent avec l'âge par suite de la pression du bord antérieur; elles deviennent plus profondes chez l'adulte et encore plus chez le vieillard; le cartilage est même érodé parfois à ce niveau chez les sujets d'un âge avancé.

Fixons maintenant le fémur et faisons exécuter au tibia un mouvement d'extension; on constate aussitôt une rotation du tibia en dedans. Un mouvement de flexion permet de constater que le condyle externe du fémur recule fortement et que le condyle interne ne se déplace que d'une petite quantité.

Fixons le tibia, et faisons exécuter au fémur un mouvement d'extension. Le condyle externe atteint sa limite d'extension avant le condyle interne et l'empreinte transversale est en contact avec le bord antérieur du ménisque externe au moment où le condyle interne a encore un centimètre au moins à parcourir. Le condyle externe reste alors immobile et il y a pivotement sur place, tandis que le condyle interne se porte en arrière en glissant sur la cavité glénoïde correspondante. Quand l'extension est complète, les empreintes terminales sont en relation toutes les deux avec les bords antérieurs des deux ménisques, ce qui n'a pu avoir lieu que grâce à une rotation du fémur en dedans.

Il est facile de voir que cette rotation se produit surtout à la fin de l'extension et au début de la flexion, mais elle existe pendant toute la durée du mouvement. On constate que, à la fin de l'extension, les ligaments sont brusquement tendus par suite de la rotation, ce qui contribue, sur le vivant, à augmenter la rigidité du système articulé.

L'extension physiologique du mouvement ginglymaire est d'environ 140°, et elle ne dépasse guère cette amplitude quand elle s'effectue lentement par une contraction régulière des muscles. Mais si par une brusque contraction on donne à la jambe une impulsion rapide, la flexion augmente assez d'amplitude pour que le talon vienne au contact de l'ischion ; le même phénomène se produit si on fléchit la jambe sur la cuisse en tirant le pied avec la main. On obtient alors un angle de 150°, et sur le cadavre on peut aller jusqu'à 160°, par suite de la grande étendue des surfaces cartilagineuses en arrière et du relâchement du triceps fémoral.

La rotation spontanée varie entre 30° et 40°, et diffère notablement d'un sujet à l'autre. Voici quelques résultats d'expériences :

Rotation spontanée dans la flexion.

FLEXIONS						
0°	0	0	0	0	0	0
10°	6	7	6	7	6	6
20°	6	6	6	7	7	6
30°	7	8	8	8	9	8
40°	8	10	10	10	10	11
50°	10	11	11	11	10	11
60°	13	12	12	12	12	13
70°	15	15	16	15	16	16
80°	16	17	18	18	17	17
90°	18	20	21	21	19	19
100°	22	23	25	25	23	23
110°	23	27	28	29	27	25
120°	26	29	31	30	29	29
130°	32	35	37	32	33	33

Il est bien évident, dans toutes ces mesures, que leurs valeurs ont été déterminées en tenant compte seulement du mouvement du tibia par rapport au fémur. On répète constamment dans les ouvrages, et dans les écoles, que le genou ne peut tourner sur lui-même que dans la demi-flexion. Il s'agit de fixer nettement le sens des mots « tourner sur lui-même ». Il est évident que si, tenant la jambe dans la main, on cherche à lui imprimer des mouvements de rotation, on obtiendra une amplitude beaucoup plus considérable de ces mouvements quand le fémur et le tibia sont sensiblement rectangulaires, puisqu'à ce moment les ligaments sont relâchés par suite des dispositions anatomiques. Mais la rotation volontaire dans la demi-flexion est à peu près nulle chez la plupart des individus. On a souvent mêlé, dans la pratique, et surtout dans les applications chirurgicales, les mouvements de rotation du pied avec ceux du membre. Il y a donc lieu d'établir une distinction nette entre la rotation physiologique, qui se répète spontanément à chaque pas, et celle qu'on peut imprimer au membre avec la main.

Cependant, nous avons été à même de constater, au cours de nos recherches, que l'habitude peut permettre une rotation spontanée plus grande. Il semble donc que les muscles de la patte d'oie d'une part, le biceps de l'autre, qui passent pour des rotateurs, ne peuvent pas, sans un exercice spécial, se contracter indépendamment les uns des autres.

III

L'expérience nous ayant montré que la jambe décrit un double mouvement dans l'espace, nous nous proposons de déterminer la trajectoire de ce mouvement. Déterminons d'abord les limites du problème à résoudre.

A l'aide des principes élémentaires de la mécanique, on reconnaît l'analogie entre les problèmes relatifs aux machines et ceux auxquels donnent lieu les actions mécaniques naturelles. Dans les uns comme dans les autres, les forces et les mouvements sont soumis aux mêmes grandes lois, qui, prises avec toute la généralité dont elles sont susceptibles, doivent dominer et régir tous les cas particuliers.

Mais pour que cette généralisation soit réelle, il doit.être bien entendu que, dans l'étude que nous poursuivons ici, c'est seulement à la *forme* de la trajectoire que nous voulons avoir égard. Nous ne cherchons pas à savoir si le mouvement de flexion ou d'extension, dans le pas, la course, le saut, est uniforme ou varié, uniformément ou non : nous pensons que, *dans un organisme vivant,* toutes les combinaisons peuvent se produire dans la vitesse d'un mouvement. Dans l'étude du mouvement dans la diarthrose fémoro-tibiale, nous cherchons seulement *quel est le chemin parcouru par un point* et non de quelle manière il le parcourt. En d'autres termes, nous nous proposons seulement l'étude des mouvements réciproques considérés comme de simples changements de position.

Le problème étant ainsi limité, la distinction que nous venons d'établir détermine la méthode à suivre pour arriver à la solution.

α. Nous établirons quelques lemmes, dont les uns sont bien connus comme appartenant aux principes généraux de la mécanique, et dont les autres, qui nous sont personnels, devront être démontrés directement.

β. Nous établirons brièvement le rapport qui existe entre une courbe continue et les phénomènes naturels dont elle est la représentation; nous rattacherons ce rapport à un principe plus général, celui de la moindre résistance.

γ. A l'aide des principes précédents, nous étudierons sommairement une courbe très commune.

δ. Et nous montrerons la relation qui existe entre cette courbe et la trajectoire d'un point de la jambe.

IV

α. Les corps par l'intermédiaire desquels s'exercent les efforts qui ont pour résultat d'obliger les parties mobiles d'un ensemble de points à effectuer certains mouvements, sont supposés doués d'une résistance suffisante; il en est de même des corps en mouvement. En d'autres termes, les corps en mouvement, supposés indéformables dans les limites de leur résistance, sont empêchés par d'autres corps, avec lesquels ils sont en contact, d'exécuter des mouvements différents de ceux que le mécanisme doit produire. Par conséquent, pour que le problème soit toujours résolu, il est essentiel que ce contact subsiste sans aucune interruption; ce qui implique certaines propriétés pour les corps qui doivent se toucher.

Donc, pour maintenir au contact d'une façon continue un corps mobile de forme déterminée avec un autre corps au repos, il faut donner à ce dernier une forme particulière. Pour trouver cette forme, il faut amener le corps mobile dans toutes les positions qu'il peut occuper par rapport au corps fixe, et tracer une ligne laissant à son intérieur toutes ces positions : c'est ce qu'on appelle la ligne enveloppe des positions successives. Le rôle que le corps fixe joue par rapport au corps mobile, le second le joue aussi par rapport au premier; il y a donc réciprocité. Ces formes enveloppes, dans un grand nombre de cas, sont réalisées matériellement, et on en rencontre des exemples à chaque instant dans les instruments des laboratoires.

Si l'on entoure un corps en mouvement d'une série de corps immobiles qui portent la forme enveloppe des positions du premier, il est évident que le mouvement ne peut être que celui qu'on a supposé *a priori,* et qui a servi de base au tracé de la forme enveloppe. Cette série de corps immobiles peut d'ailleurs se réduire à un seul; par exemple, un axe peut être astreint à un mouvement de rotation si ses tourillons sont placés à l'intérieur d'un cylindre creux; on voit que ce sont toujours au moins *deux* corps qui ont entre eux la relation réciproque dont il a été précédemment question. Les mécanismes se composent ainsi de corps accouplés deux à deux, et qui constituent les éléments cinématiques.

Un couple d'éléments cinématiques donnés permet de réaliser un mouvement déterminé, à la condition de fixer l'un des éléments; l'autre élément, resté mobile, ne peut alors prendre qu'un mouvement relatif, par rapport à l'élément correspondant. Un mécanisme sera donc constitué par deux éléments cinématiques enveloppes, dont l'un est fixe, et par l'intermédiaire desquels une force agissante ne peut produire que des mouvements déterminés. L'articulation fémoro-tibiale constitue donc un mécanisme dans l'acception la plus rigoureuse du mot.

Si nous considérons le mouvement comme un simple changement de position, le cas le plus simple possible est évidemment celui d'une droite changeant de position dans un plan. On peut toujours amener une droite d'une position quelconque à une autre position quelconque dans son plan par une *rotation* autour d'un point O convenablement choisi dans le plan. Soient AB et CD *(fig. 1 et 2)* les deux positions quelconques de la droite; si on joint AC et BD, et qu'au milieu des droites obtenues on élève des perpendiculaires, elles se couperont en O, qui est le point cherché. En effet, les triangles ABO, CDO sont égaux comme ayant les trois côtés égaux, et sans faire varier la position de leur point commun O, on peut les superposer. Nous donnerons au point O le nom de centre de rotation, ou de pôle.

Si l'on cherche par le même procédé les pôles pour une série de mouvements amenant des changements de position successifs de AB en CD, EF, GH, on obtient une série de points M, N, P, R, etc., qu'on peut relier par des droites; donc, on obtiendra un polygone plan dont les sommets seront les pôles. Nous lui donnerons le nom de polygone polaire. La droite AB accomplissant une série de rotations autour des

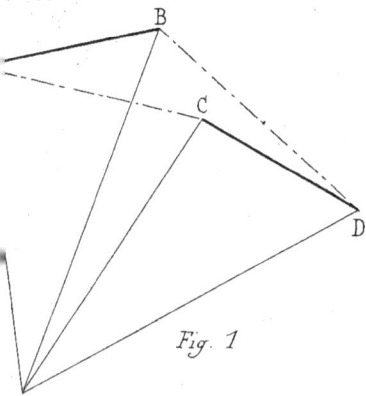

Fig. 1

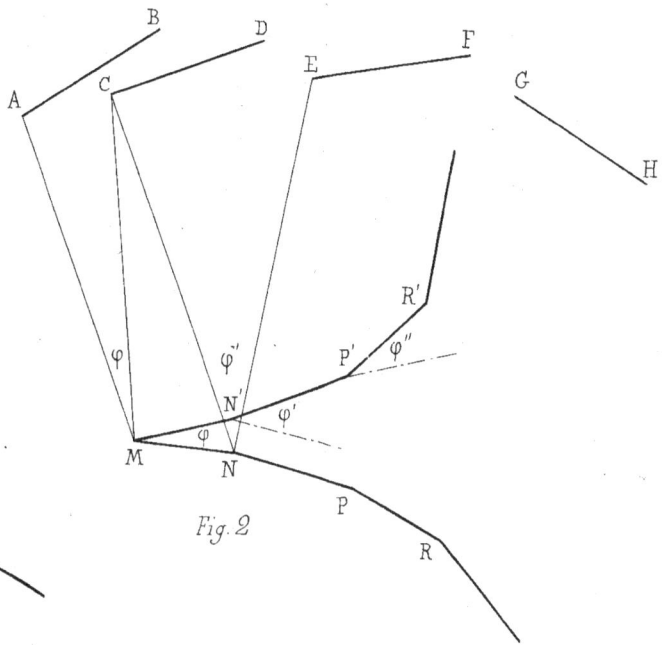

Fig. 2

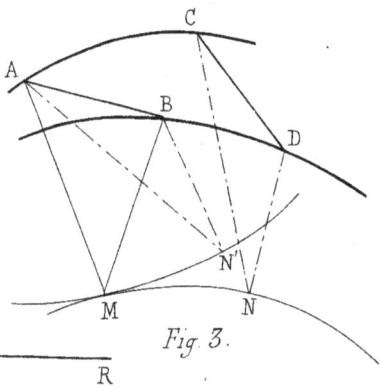

Fig. 3.

pôles, ses points décrivent tous des arcs de cercle qui se trouvent parfaitement déterminés quand on connaît la grandeur des angles qui correspondent aux différentes rotations.

Dans sa rotation autour du point M, la figure décrit un angle $AMC = \varphi$. Traçons la droite $MN' = MN$, de façon que l'angle $NMN' = \varphi$. Dans la première rotation, la droite MN' passera en MN; le point N' viendra au point N. Comme nous supposons la droite MN' invariablement reliée à AB, nous pouvons considérer son mouvement comme remplaçant celui de cette dernière droite. Si on continue à appliquer le même procédé, nous obtiendrons finalement un polygone $MN'P'R'$ qui, par les rotations successives de ses côtés autour des sommets correspondants du polygone $MNPR$, reproduit les changements de position de la droite AB dans le plan. Ces deux polygones ont cette propriété caractéristique d'être, l'un par rapport à l'autre, complètement réciproques, et de déterminer autant de positions relatives de la figure qu'ils ont de côtés correspondants.

Supposons maintenant que les droites AM, CM, CN, EN se rapprochent de plus en plus les unes des autres jusqu'à ce qu'elles arrivent à être infiniment voisines, les sommets des polygones polaires se rapprochent aussi les uns des autres, et finissent par se rapprocher tellement que leur distance est aussi petite que l'on voudra. Les polygones se transforment en courbes, dont les côtés, infiniment petits, d'égale longueur, viennent coïncider successivement; par conséquent, pendant le changement progressif et continu de position des deux figures, ces courbes roulent l'une sur l'autre. Chaque point reste centre de rotation, non pour une certaine période de temps, comme dans le cas des polygones polaires, mais seulement pendant un instant, et constitue un centre instantané de rotation. Les courbes en lesquelles se sont transformés les polygones polaires sont toutes les deux parcourues point par point par le centre instantané de rotation, et peuvent recevoir le nom de trajectoires polaires des figures mobiles.

Nous conclurons de cette démonstration l'énoncé suivant:

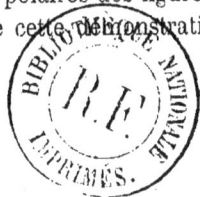

DELÉZINIER.   2

Tous les mouvements relatifs de figures dans un plan peuvent être considérés comme des mouvements de roulement, et être complétement déterminés en ce qui concerne les trajectoires des différents points dès qu'on connaît les trajectoires polaires correspondantes.

Si, par les figures considérées, on fait passer des corps qui leur soient invariablement reliés, tous les couples de sections planes, faites dans ces corps, parallèlement au plan du mouvement primitif, se meuvent exactement comme ce premier couple de figures, et ont par suite des trajectoires polaires identiques. Les lieux géométriques de ces trajectoires constituent deux surfaces cylindriques qui sont toujours en contact le long d'une génératrice et qui roulent l'une sur l'autre. La génératrice est à un moment donné un axe instantané de rotation, et le mouvement prend le nom de mouvement de roulement cylindrique.

L'étude du mouvement de la jambe, considéré au point de vue de la forme de la trajectoire, conduit à la recherche de la courbe, lieu des centres instantanés de rotation. En d'autres termes, connaissant la courbe décrite par un point de la jambe, quelles seraient les trajectoires polaires dont le roulement mutuel reproduirait un mouvement de même forme?

Lorsqu'on passe du mouvement discontinu au mouvement continu, les perpendiculaires élevées sur le milieu des lignes de jonction A C, BD, etc., deviennent les normales aux éléments des courbes que parcourent les points A, C, etc., au moment considéré. Si donc on veut déterminer la trajectoire polaire du mouvement d'une figure AB *(fig. 3)* par rapport à une autre figure PR, il faut connaître, pour chaque position de AB, la direction du mouvement de chacun de ses points, c'est-à-dire la direction des tangentes respectives aux deux courbes parcourues par ces points. Les normales menées aux éléments de ces courbes ne se coupent qu'en un seul point. Il en résulte que pour chaque mouvement relatif de figures complanes il n'existe qu'un seul couple de trajectoires polaires. La détermination de ces trajectoires polaires peut se faire en opérant point par point, ou en s'appuyant sur des considérations spéciales qui permettent de reconnaître le genre de courbes auxquelles appartiennent les trajectoires cherchées.

Supposons connue la relation qui existe entre les mouvements relatifs de deux figures PR et AB *(fig. 3)*; traçons les courbes sur lesquelles se meuvent les points A et B, et menons en A et B les normales à ces courbes; leur point d'intersection sera un point de la trajectoire polaire correspondant à AB; soit M ce point; un deuxième couple de normales, en CD, fournira un deuxième point N. Quant à la deuxième trajectoire, on pourra l'obtenir simplement en remarquant que dans la position CD, le pôle N qui est à ce moment commun aux deux trajectoires polaires, est à la distance CN de la position C du point A et à la distance DN de la position D du point B. Si donc des points A et B, avec les rayons CN, DN, on décrit des arcs de cercle, ils se couperont en N′, qui est un point de la trajectoire cherchée.

On voit donc que l'analyse de tout mouvement, quelque complexe qu'il puisse être, peut se ramener à la recherche de deux trajectoires polaires, qui, en roulant l'une sur l'autre, reproduisent toutes les particularités du mouvement donné. Et comme tous les raisonnements que nous venons de faire sont applicables au cas où le mouvement aurait lieu sur la surface d'une sphère, en considérant au lieu de droites, des arcs de grand cercle, on obtiendra sur la sphère des trajectoires sphériques, qui permettront la reproduction de tout mouvement donné dans l'espace. Si on fait passer par les trajectoires sphériques et par le centre de la sphère des surfaces coniques ayant pour directrices les trajectoires, on obtiendra deux cônes, dont les génératrices de contact seront les axes instantanés de rotation. L'ensemble de leurs mouvements relatifs constituera un roulement conique et nous serons ainsi conduit à l'énoncé suivant : Tous les mouvements relatifs de deux corps qui ont constamment un point commun peuvent être considérés comme des roulements coniques.

Or, si nous revenons à l'étude de l'articulation ouverte,

nous constatons que la surface articulaire du condyle interne est plus étendue que celle du condyle externe dans le sens antéro-postérieur; la différence varie de 1 à 2 centimètres suivant les sujets. Chez un homme de taille moyenne, la surface articulaire du condyle interne mesure 10 centimètres environ dans le sens sagittal, en suivant la ligne de contact du bord postérieur du cartilage à la facette d'arrêt, tandis que celle du condyle externe n'en mesure que 8. On remarque en outre que deux coupes des segments postérieurs coïncident très exactement, mais que le condyle externe ne répond qu'aux trois quarts environ du condyle interne, celui-ci ayant un segment antérieur supplémentaire. Si maintenant on examine les rayons de courbure des condyles, on constate que le rayon de courbure du condyle externe croît plus vite d'arrière en avant que celui du condyle interne, de sorte que le condyle externe, bien que plus court, a dans ses parties moyennes et antérieures un rayon plus grand que les parties correspondantes du condyle interne.

Il en résulte que si l'on compare l'extrémité inférieure du fémur à un chariot à deux roues d'une égale hauteur roulant sur le plateau tibial, c'est la roue interne qui est la plus basse, et la roue externe la plus haute. Et c'est bien ce qu'on devait attendre, puisque le fémur tourne de dehors en dedans au cours du mouvement d'extension. Nous avons donc un roulement conique nettement déterminé, de telle sorte que le mouvement de torsion de la jambe appartient au genre de mouvement le plus général de deux corps en contact.

On peut d'ailleurs constater la généralité de la loi du roulement conique en considérant que, si l'on connaît la position de trois points d'un corps, on peut déterminer la position d'un quatrième point en le regardant comme le sommet d'une pyramide triangulaire dont la base a les trois premiers points pour sommets. Supposons ainsi deux pyramides dans l'espace et cherchons à amener l'une dans la position de la seconde. Nous pourrons faire glisser la figure mobile parallèlement à elle-même le long d'une droite, et la faire tourner ensuite autour d'un axe convenablement choisi. D'après cela, le mouvement par roulement conique peut être considéré comme obtenu d'une façon générale par la combinaison d'un glissement parallèle et d'une rotation autour d'un axe. Ce mouvement, difficile à se représenter sous une forme matérielle, est celui d'un projectile tournant, et nous pouvons dans toute sa généralité comparer le mouvement du genou à celui d'une balle de fusil rayé obligée de suivre un canal recourbé tout en avançant suivant son axe et en tournant autour de celui-ci.

V

La complication de ce mouvement nous paraît au premier abord très grande, et nous constatons de suite qu'il répond aux principes énoncés plus haut : glissement et rotation autour d'un axe. Mais ici le glissement ne se fait pas parallèlement à une droite fixe; cette droite est mobile pendant la flexion, et un de ses points décrit une courbe, qui est celle que nous obtenons par l'inscription du mouvement ginglymaire. Après avoir déterminé la trajectoire du point autour de la droite, cherchons la forme de la trajectoire polaire qui fixe à chaque instant la position de cette droite dans l'espace. Quelques définitions nous sont ici indispensables.

Nous avons l'intuition de ce qu'est un arc de courbe, limite commune des directions de toutes les cordes très petites dont les deux extrémités tendent à se confondre. Chaque point de la courbe a donc une direction déterminée, direction indiquée par la tangente, position limite de la corde. Cette direction change aussi peu qu'on veut d'un point de la courbe à un autre assez voisin du premier.

Nous n'avons pas l'intention de grossir inutilement cette étude en expliquant de quelle façon une équation entre deux variables peut être représentée par une courbe, et nous rappellerons seulement l'emploi que l'on fait de cette méthode pour la démonstration des lois de la chute des corps. La parabole fournie par le cylindre enregistreur a précisément pour équation $e = \frac{1}{2} g t^2$, et la tangente à cette courbe, qui représente la vitesse, est la dérivée $V = gt$ de la précédente équation.

Une propriété générale et naturelle des choses dont la grandeur varie est leur continuité; elle consiste en ce que, si l'une des variables dont dépend la grandeur de ces choses vient à changer d'une fraction suffisamment petite de l'intervalle où l'on doit la considérer, elles ne changeront elles-mêmes que d'une fraction aussi petite que l'on voudra de leur valeur moyenne. Il en résulte que les courbes et les fonctions qu'elles représentent varient graduellement et d'une façon continue; lorsque la variable augmente d'une certaine quantité, la fonction augmente aussi. On appelle dérivée la limite vers laquelle tend le rapport entre la variation de la fonction et celle de la variable quand celle-ci devient aussi petite que possible. L'arc et la corde finissent donc par avoir, au moment de se confondre, une direction commune, unique, parfaitement déterminée, qui est la direction de la tangente au point considéré, et bien qu'il ne subsiste rien d'eux matériellement, il en reste la direction qu'en s'évanouissant ils impriment à cette tangente. Cette propriété des courbes, d'avoir en tout point une tangente, n'est que la forme géométrique du principe de la graduelle variation des fonctions et par suite de celui de la continuité des choses.

Cette continuité des choses, que l'antiquité exprimait par la maxime: *Natura non facit saltus,* est précisément la base de l'analyse mathématique, dont le but est l'étude des fonctions continues à variations graduelles. On comprend l'utilité d'une pareille étude en observant que dans l'univers, tout se transforme par d'inappréciables et continuels changements, et que ces changements eux-mêmes, renouvelés d'instants en instants, se modifient peu à peu. La nature règle par variations extrêmement faibles, tout à fait insensibles à nos sens, l'écoulement du temps, sa principale variable, et la transformation corrélative des choses.

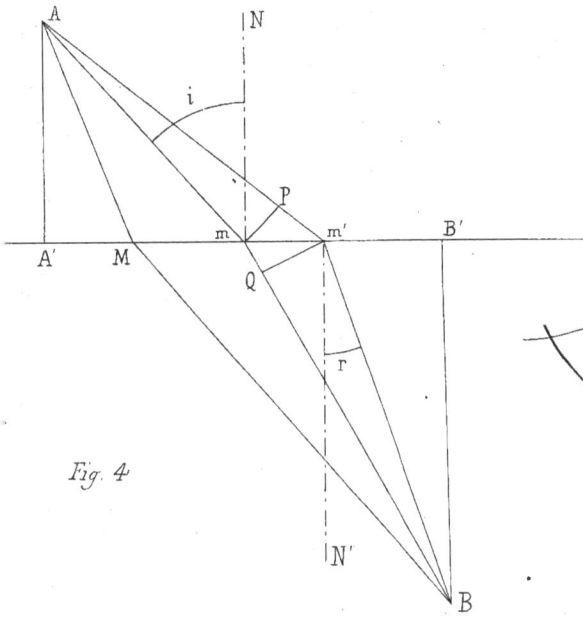

Fig. 4

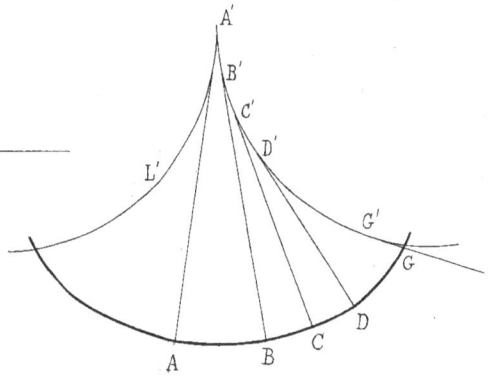

Fig. 5

Le principe énoncé ci-dessus relativement à la dérivée d'une fonction a conduit le géomètre Fermat à énoncer le théorème suivant :

« Une fonction n'a pas de variation sensible au voisinage de sa maxima et de sa minima; en d'autres termes, la dérivée s'annule pour tout maximum ou minimum de la fonction. »

La principale application que fit Fermat de ce théorème fut de démontrer que la lumière, en allant d'un point à un autre, *choisit le trajet susceptible d'être parcouru dans le moins de temps possible.* Il y fut conduit en observant que ce principe était vérifié dans la transmission de la lumière à travers un milieu homogène et dans sa réflexion sur la surface limite d'un tel milieu. Dans ce cas, la vitesse de propagation, qui est fonction de la nature du milieu, est constante, et par suite la durée minimum du trajet correspond au chemin le plus court en longueur. On savait depuis l'antiquité que la lumière, quand elle se transmet à travers un même milieu, ou se réfléchit sur une surface, choisit la trajectoire la plus courte entre le point de départ et le point d'arrivée. Fermat introduisit le principe de l'économie du temps dans l'étude du phénomène de la réfraction et arriva à la loi du rapport constant des sinus, démontrée expérimentalement par Descartes.

Nous donnerons ici la démonstration de ce théorème, parce que le principe de Fermat, ou principe de l'économie du temps, joue un rôle d'une importance capitale dans le mouvement de l'articulation fémoro-tibiale.

La lumière passant d'un milieu où sa vitesse par seconde est V, dans un milieu de densité différente, sa vitesse changera et deviendra V'. Soient *(fig. 4)* A le point de départ de la lumière, B le point d'arrivée, A' et B' les projections de ces points sur la surface de séparation des deux milieux supposée plane, et par suite A'B' l'intersection de cette surface par le plan normal mené suivant A et B, plan de symétrie de la figure que forment A, B, et les deux milieux. Tout trajet allant de A à B et qui sortirait du plan A A' B B' aurait évidemment plus de largeur que sa projection sur ce plan de symétrie. Donc le trajet de durée minimum y est compris et se trouve constitué par une des lignes brisées, comme AMB, dont le sommet est sur la droite A'B', lignes que définit complètement l'abscisse OM = x de ce point M, comptée le long de la droite A'B' à partir d'une origine arbitraire O. Comme le chemin parcouru AM dans le premier milieu le serait avec la vitesse V et le chemin BM dans le second avec la vitesse V', les durées de ces trajets partiels seraient $\frac{AM}{V}$ et $\frac{MB'}{V'}$. La fonction qu'il s'agit de rendre minimum est donc $y = \frac{AM}{V} + \frac{MB}{V'}$. On voit que ce minimum existe, car si la position M parcourt la droite indéfinie OB', c'est-à-dire varie de $-\infty$ à $+\infty$, la durée du trajet, infinie aux deux limites et finie dans l'intervalle, ne peut manquer, à un certain moment, de grandir après avoir décru.

Pour construire cette position, supposons qu'on prenne de part et d'autre deux trajets très voisins d'égale durée AmB, Am'B. Abstraction faite de leurs parties égales, que l'on obtient par la construction de deux triangles isoscèles AmP, Bm'Q; en portant Am sur Am', et Bm' sur Bm, il reste à comparer la partie Pm' du second trajet à la partie mQ du premier pour exprimer que la différence des temps $\frac{Pm'}{V}$ et $\frac{mQ}{V'}$, employés à les parcourir, est nulle.

L'équation du minimum est donc

$$\frac{Pm'}{V} = \frac{mQ}{V'}.$$

Exprimons, en fonction de la variation mm' de la variable, les variations simultanées des deux parties du trajet Pm' et mQ; on a donc les deux triangles mPm', m'Qm

$$Pm' = mm'\,\frac{\sin Pmm'}{\sin P}, \qquad mQ = mm'\,\frac{\sin Qm'm}{\sin Q},$$

donc

$$\frac{\sin Pmm'}{V.\sin P} = \frac{\sin Qm'm}{V'.\sin Q}.$$

Or, dans cette relation, les angles P et Q ne dépassent évidemment un droit que de la moitié des angles infiniment petits au sommet AB des triangles isocèles AmP, Bm'Q, de sorte que, à la limite, sin P et sin Q se réduisent tous deux à l'unité. D'ailleurs, si l'on mène dans les deux milieux respectifs les nombres mN, m'N' à leur surface de séparation, et qu'on appelle i et r ce que deviennent les angles AmN, Bm'N', à la même limite, où m et m' se confondent, et où Am est le rayon incident et m'B le rayon réfracté, on aura, toujours à la limite,

$$P mm' = i \quad \text{et} \quad Q m'm = z.$$

En effet, les compléments PmN, Qm'N' de Pmm' et de Q$m'm$ seront aussi les compléments de i et de z lorsque les bases mP et Qm' des triangles isocèles AmP, BQm' prendront leurs directions finales, perpendiculaires aux côtés, alors confondus, émanés de A et B. L'équation définitive du minimum est donc

$$\frac{\sin i}{V} = \frac{\sin z}{V'} \quad \text{ou} \quad \frac{\sin i}{\sin z} = \frac{V}{V'},$$

i et z étant les deux angles d'incidence et de réfraction.

Le principe de l'économie du temps revient par suite à dire que la lumière se propage toujours suivant la voie où elle éprouve le moins de résistance, car il est naturel de songer que la durée du trajet est d'autant plus courte que la résistance totale opposée à la transmission est moindre. Il doit donc rentrer dans un principe plus général, de moindre résistance ou de moindre action, en vertu duquel les phénomènes se produisent par les moyens les plus faciles, et s'enchaînent de manière à amener à chaque instant ceux qui nécessitent les moindres efforts, ou qui, par un effort donné, produisent les plus grands effets. Malheureusement, ce principe est aussi vague que celui, non moins indispensable, de la simplicité des lois générales, vu que nous savons rarement sur quoi la nature fait porter l'économie et la simplicité, c'est-à-dire quelles quantités elle rend minimum. Mais il n'en reste pas moins fondamental pour le physicien, et précieux surtout en ce qu'il nous révèle dans les faits une intelligence ordonnatrice, ayant avec la nôtre assez d'analogie pour qu'il nous soit possible de saisir quelque chose de sa pensée.

VI

On appelle développée d'une courbe plane ABCD *(fig. 5)* le lieu de ses centres de courbure, ou par conséquent des intersections successives de ses normales. C'est donc une deuxième courbe A′B′C′, etc.

Les propriétés principales de la développée sont les suivantes :

1° Les normales de la courbe proposée sont tangentes à la développée aux centres de courbure correspondants;

2° La développée d'une courbe présente un rebroussement au point de départ de chacun des rayons de courbure maxima ou minima de celle-ci.

Cette propriété est précisément celle qui justifie le nom de développée donnée à cette courbe. Jointe à la première propriété, elle conduit à un mode curieux et pratique de description de la courbe au moyen d'un fil tendu. Supposons qu'on ait découpé le bord d'un corps plat suivant le contour même de la développée et qu'on ait appliqué ce corps sur le plan de la figure de manière qu'il se termine suivant l'arc L′A′G′ et laisse libre l'arc compris entre L′A′G′ et la courbe proposée. Si un fil flexible et inextensible A′G′G est fixé en A′, et que l'extrémité de ce fil soit munie d'un crayon, en le tenant appuyé sur le bord du corps L′A′G et bien tendu, le crayon en se mouvant entraînera le fil avec lui. Une partie de plus en plus grande du fil se déroulera et la partie non enroulée sera à chaque instant maintenue par sa tension tangente à A′G′ et normale à AG. L'extrémité du fil, dont la largeur est précisément le rayon de courbure de la courbe, la tracera d'une manière continue comme il tracerait une circonférence si la développée se réduisait à un point. Au delà de O, le fil s'enroulera sur la seconde branche de la développée, et le crayon tracera la courbe de A en L. Il reviendrait évidemment au même d'avoir, au lieu d'un fil, une règle constamment tangente au corps figurant la développée et qui roulerait sur le corps sans glisser. En considérant un point quelconque du fil, il décrira une courbe ayant les mêmes normales que la proposée; tous les points du fil décrivent donc une famille de courbes parallèles, et la plus courte distance de l'une à l'autre est mesurée par la longueur du fil qu'elle interceptait.

Un mouvement très petit, de $C'C$ à $B'B$, peut être considéré comme une rotation autour du pôle instantané de rotation; les développantes ont donc leurs développées pour trajectoires polaires. Si donc une courbe mobile roule sur une courbe fixe, c'est-à-dire se meut en lui étant constamment tangente, de façon que des arcs de même longueur sur les deux courbes viennent successivement coïncider élément par élément, un point pris dans le plan de la courbe mobile et relié à cette courbe décrira une trajectoire à laquelle on donne le nom de roulette. Il est facile de voir que toute courbe plane est la roulette décrite par le pied d'une de ses normales roulant sur sa développée, et par suite *la normale à une roulette passe toujours par le point de contact de ses trajectoires polaires,* ou centre instantané de rotation.

Proposons-nous de déterminer la roulette décrite par une circonférence roulant sur une autre, et supposons le rayon de celle-ci assez grand pour ne pas différer beaucoup d'une ligne droite. Soit $r = CN$ le rayon de la circonférence dont le point décrivant est M, la courbe décrite sera $EASA'E'$. On lui donne le nom de cycloïde, c'est la courbe décrite par un clou de roue de voiture. Elle se compose évidemment d'une série infinie d'arceaux tels que ASA' compris entre deux points consécutifs A, A', où le point M vient toucher la droite. Leur intervalle AA' sur la droite est la base de l'arceau.

Comme la circonférence roule sans glisser, tous ses éléments viennent s'appliquer sur les éléments égaux de AA', de sorte qu'aux : Arc NM = NA, arc S'Q'S = πr, = S'A; enfin, au moment où le point décrivant arrive en A', toute la circonférence s'est déroulée, et l'on peut écrire AA' = $2\pi r$. On voit que tout arceau de cycloïde est symétrique par rapport à la perpendiculaire abaissée de S en S', du sommet sur la base.

Comme la tangente est perpendiculaire à la normale, il est facile de voir qu'en A et A', elle est perpendiculaire et en S parallèle à la base; donc, au moment où deux arceaux consécutifs se joignent, la tangente est commune à ces deux arceaux, et la courbe présente un point de rebroussement, qui correspond à un changement de direction de la tangente.

Menons maintenant au-dessous de la base une droite HI parallèle à cette base et distante d'elle d'une longueur $2r$. Construisons ensuite une 2ᵉ cycloïde ABA' égale à la première, mais placée de telle manière que les demi-arceaux BA, BA' aient leur point de départ commun sur le prolongement de SS' et leurs sommets respectifs en A et A'. Le demi-arceau BA pourra être supposé décrit par le point P d'une circonférence NPN' qui roulerait sur BH, de B vers H, de sorte que l'on ait, dans l'une quelconque de ses positions, arc N'P = N'B = NS'.

Donc :

$$\text{arc } NP = \pi r - N'P = AS' - NS' = NA.$$

Si l'on construit alors le cercle générateur de la cycloïde, ASA', soit TMN, dans la position où il est tangent en N au cercle égal NPN', le point M correspondant de cette cycloïde sera tel que arc NM = NA. Donc les deux arcs NP, NM, tous deux équivalents à NA, sont égaux entre eux, et par suite leurs suppléments PN', MT le sont aussi, donc les cordes NP, NM sont égales et les angles inscrits PNN', MNT le sont aussi. Mais NN' et NT, qui sont des diamètres, sont perpendiculaires à la tangente AH' aux deux cercles et sont en ligne droite; donc les côtés NP et MN sont dans le pro-

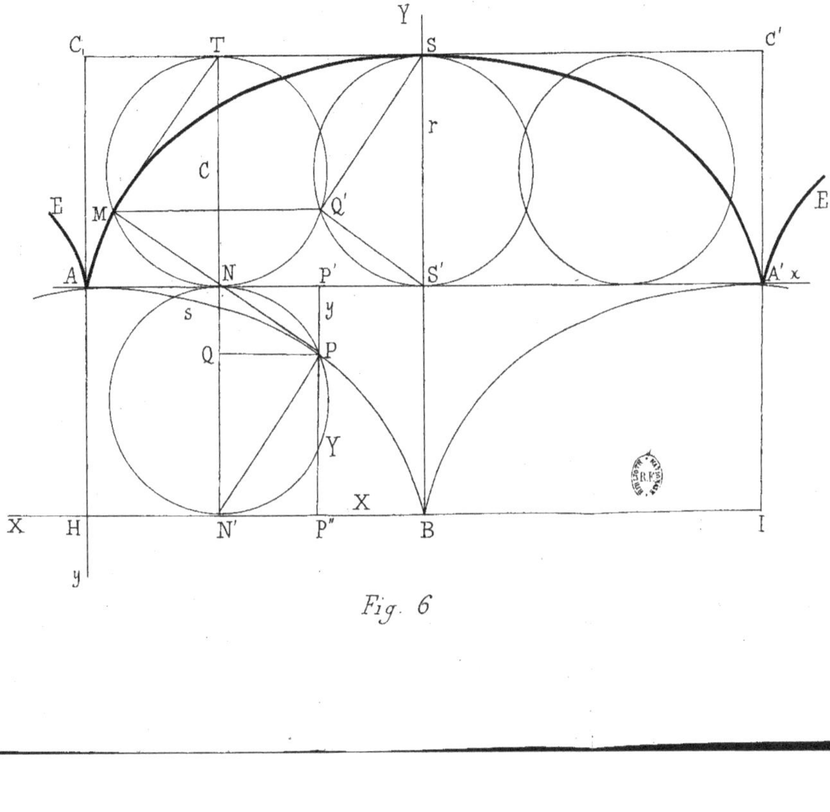

Fig. 6

longement l'un de l'autre. Mais le point N' étant l'axe instantané de rotation, la droite N'P est la normale à la cycloïde
ABA', et comme l'angle N'PN est droit comme inscrit dans
une demi-circonférence, la normale MP à la première cycloïde
est la tangente à la deuxième. Cela étant vrai pour toutes les
positions du deuxième cercle, la deuxième cycloïde est le lieu
des intersections consécutives des normales de la première,
c'est-à-dire sa développée. Donc la développée d'une cycloïde
est une cycloïde, et comme MP = 2MN, le rayon de courbure d'une cycloïde égale le double de la normale menée à la
courbe jusqu'à la rencontre de sa base.

La longueur PA étant égale à PM, on a arc PA = 2PN, et
par suite arc BA = BS = 4z. Prenons pour axe des x la
droite AA' et la droite AH pour axe des y. Appelons S
l'arc AP. La droite NP sera moyenne proportionnelle entre
NN' et NQ = P'P, qui est l'ordonnée y de P. Donc on aura

$$NP = \sqrt{2zy}, \quad \text{d'où} \quad PA = 2\sqrt{2zy} = S.$$

Donc

$$S^2 = 8zy \quad \text{et} \quad y = \frac{S^2}{8z}.$$

Cette relation est l'équation de la cycloïde, et par suite de
son extrême simplicité, elle fait de la cycloïde la ligne la plus
élémentaire après la ligne droite. Dans celle-ci, l'ordonnée est
proportionnelle aussi bien à l'arc qu'à l'abscisse, ce qui est la
relation la plus simple possible, mais la relation la plus simple
après celle-là consiste évidemment dans la proportionnalité de
l'ordonnée au carré de l'arc.

Faisons croître S de ds, et par suite y de dy, S^2 croîtra de
$2S ds$ et on aura $\partial y = \frac{S ds}{4z}$, mais on a

$$\partial x^2 = ds^2 - dy^2,$$

et en substituant à ∂y sa valeur, on aura

$$\frac{\partial x}{\partial s} = \frac{\sqrt{16z^2 - S^2}}{4z};$$

en divisant maintenant

$$y = \frac{S^2}{8z} \quad \text{par} \quad \frac{\partial x}{\partial S} = \frac{\sqrt{16z^2 - S^2}}{4z},$$

on aura

$$\frac{\partial y}{\partial x} = \sqrt{\frac{y}{2z - y}},$$

qui sera l'équation différentielle de la cycloïde.

La différentielle $\frac{dy}{dx}$ représente la pente en un point donné.

Si, au lieu de prendre pour point décrivant le point M, on prend un point quelconque situé sur le même rayon, plus près du centre, on obtient une cycloïde raccourcie, comme l'indique la figure. Supposons maintenant que la ligne AA′, que nous avons considérée comme un arc de cercle de très grand rayon, se courbe suivant un rayon plus faible, de façon à se fermer dans les limites de l'épure, la cycloïde sera décrite par le roulement d'une circonférence mobile sur une circonférence fixe, les deux rayons ayant un rapport $\frac{R}{z}$. Comme nous n'avons fait aucune hypothèse sur la valeur du rayon de courbure, tout ce qui est vrai pour la première courbe subsiste pour la deuxième. La cycloïde raccourcie suivra la modification de la primitive, et la courbe se composera d'une série d'arceaux, limitée si R est commensurable avec z, dans ce cas on obtiendra une courbe fermée. La série est indéfinie dans le cas contraire, et la courbe ne se ferme jamais : si le rapport $\frac{R}{z}$ est réduit à sa plus simple expression $\frac{N}{n}$, N sera le nombre des points de rebroussement de la courbe et n le nombre de tours nécessaires pour la tracer dans son entier.

VII

Considérons maintenant un arc de courbe tel que AB décrit par un point de la jambe pendant la flexion ou l'extension, et divisons-le en parties suffisamment petites pour ne pas différer sensiblement d'une droite. Si par les points des divisions nous menons des tangentes à la courbe, puis des perpendiculaires à ces normales, nous obtiendrons une série de normales en des points équidistants.

En exécutant cette construction à plusieurs reprises sur une même courbe, et en la répétant sur un grand nombre de trajectoires, on constate que les points consécutifs d'intersection des normales forment un contour polygonal. C'est le polygone polaire des points de division de la courbe proposée. Si les sommets de ce polygone se rapprochent indéfiniment, on obtient la ligne $\alpha\beta\gamma\delta$, qui dans ses branches $\delta\gamma$, $\delta\beta$ offre une symétrie remarquable. Par définition, la courbe $\alpha\beta\gamma\delta$ est la développée de la courbe AB.

Il est intéressant de se rendre compte de la valeur des arcs $\beta\delta$, et pour cela, après avoir décalqué sur un papier transparent le demi-arceau $\delta\gamma\beta$, nous le portons sur l'arceau $\gamma\beta\alpha$, de sorte que le point γ tombe en β et que la courbe $\delta\gamma$ coïncide avec $\beta\gamma$, ce qui arrive d'une façon très sensiblement exacte dans la grande majorité des cas. On termine ainsi l'arceau $\beta\alpha$, ce qui donne un point ξ; la même construction donne un quatrième point λ, et enfin, sauf les erreurs inhérentes à tout ce qui est procédé graphique, la cinquième branche de la courbe vient retomber au point δ, ce qui donne une sorte d'étoile à cinq pointes qui rappelle le pentagone étoilé.

Du point O milieu de $\gamma\epsilon$, comme centre, et avec $O\gamma$ pour rayon, décrivons une circonférence; on constate qu'elle passe très sensiblement par les cinq pointes de l'étoile. Si l'on mène les rayons $O\delta$, $O\beta$, ils font un angle qui est très voisin de $\frac{360°}{5} = 72°$, et l'on constate que la longueur PR de l'arc correspondant est très sensiblement la moitié de l'arc AB. Si l'on se rappelle qu'au commencement de cette étude nous avons trouvé la valeur de l'angle de flexion variable entre 140ᵈ et 150ᵈ, la valeur actuelle 144ᵈ offre une très remarquable approximation de la moyenne entre ces deux positions.

On s'explique ainsi pourquoi cette division en cinq parties de la circonférence se présente presque toujours dans l'étude de la développée. Il ne nous est arrivé qu'une fois de rencontrer une développée à huit points de rebroussements et c'était sur un cadavre dont l'histoire ne nous était pas connue. Il nous semble légitime de conclure de là que cette division pentagonale est en rapport avec l'amplitude de l'arc gingly-maire, et nous donnerons à cette développée le nom de penta-gone physiologique.

Considérons maintenant la droite γE, rayon de courbure et axe de symétrie de la courbe et mesurant la longueur εE. Un grand nombre de mesures nous montre que cette longueur est très sensiblement le double de la longueur γE. Mais la longueur $E\varepsilon$ est celle de la normale à la développante, par rapport à la circonférence O, nous en conclurons donc que la développante et sa développée sont deux courbes de la famille des cycloïdes et nous formulerons le théorème suivant, conclusion de cette étude :

La projection sur un plan vertical de la trajectoire décrite dans l'espace par un point mobile de la diarthrose fémoro-tibiale est une cycloïde raccourcie, décrite par un point pris à l'intérieur d'une circonférence qui roule sur une autre circonférence. La cycloïde ainsi obtenue peut être considérée comme la développante d'une cycloïde intérieure à la circonférence fixe, ayant cinq points de rebroussement, disposée aux sommets d'un pentagone régulier inscrit, et déterminant ainsi des arcs qui correspondent à l'amplitude du mouvement gingly-maire.

Demandons-nous maintenant si la forme cycloïdale de la trajectoire offre quelque avantage au point de vue de la facilité du mouvement. Lorsque la marche amène des mouvements de flexion et d'extension de la jambe sur la cuisse, le centre de gravité de la partie mobile se déplace, par rapport au fémur considéré comme fixe, sur une courbe cycloïdale. Que les condyles glissent ou roulent sur les ménisques tibiaux, que le mouvement soit uniforme ou varié, la *forme* de sa trajectoire

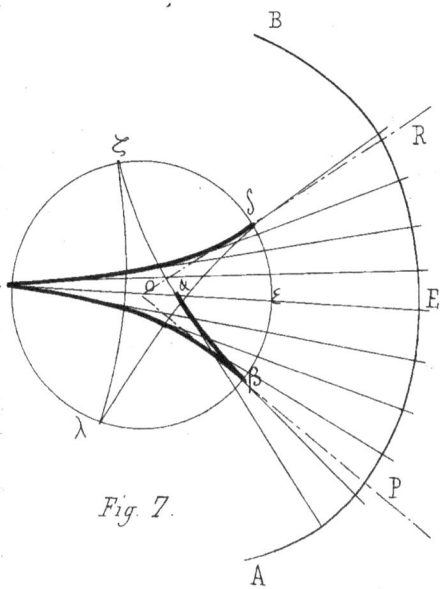

Fig. 7.

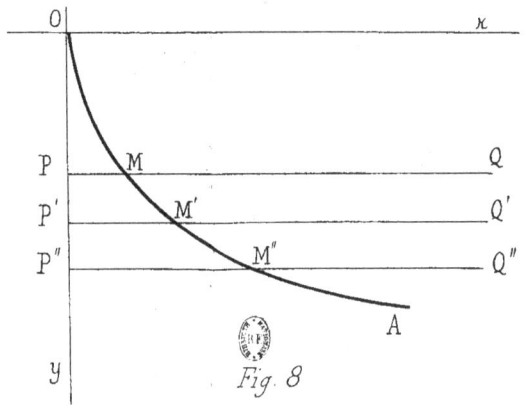

Fig. 8.

est une cycloïde, et c'est en suivant des cycloïdes que la jambe obéit à l'action des muscles et à celle de la pesanteur.

Un point de la jambe, pour passer d'une position à une autre pendant la marche ou tout autre mouvement se déplace donc d'un point O et un point A, soit sous l'action musculaire, soit sous celle de la pesanteur. D'après ce que nous savons du principe de moindre action, la ligne décrite sera celle qui doit abréger le plus possible la durée du trajet.

Dans le plan qui contient la verticale Oy et le point d'arrivée A, prenons Oy pour axe des coordonnées et l'horizontale Ox, prise par rapport à Oy du côté du point A, pour axe des abscisses. On sait que, abstraction faite de la résistance de l'air et du frottement de la courbe, la vitesse acquise par le mobile après une hauteur y de chute est proportionnelle à la racine carrée $\sqrt{y}$ de cette hauteur. Partageons le plan des Xy par des parallèles à Ox, en une infinité de bandes horizontales de largeur dy très petite, le mobile pourra être considéré comme ayant, à l'intérieur d'une quelconque des bandes, la vitesse constante $\sqrt{y}$. Il prendra dans la bande suivante la vitesse $\sqrt{y + dy}$; soient alors MM' et $M'M''$ les deux éléments de sa trajectoire dans la traversée de chaque bande : ces éléments se confondent avec la tangente et sont rectilignes; la durée du trajet total, de O en A, ne peut être minima qu'à la condition de l'être aussi de M en M''. Dès lors, la détermination du point M' sur la ligne de séparation $P'Q'$ des deux bandes reviendra au problème de la transmission de la lumière d'un milieu dans un autre, en supposant dans le premier milieu la vitesse $\sqrt{OP} = V$ et dans le second $\sqrt{OP'} = V'$. L'angle d'incidence I sera le complément de QMM' et l'angle de réfraction R le complément de $QM'M''$ donnera

$$\frac{\sin I}{\sin R} = \frac{V}{V'} \quad \text{ou} \quad \frac{\cos QMM'}{\sqrt{OP}} = \frac{\cos QM'M''}{\sqrt{OP'}}.$$

Donc le cosinus $\dfrac{dx}{ds}$ de l'angle formé par chaque élément ds du chemin avec sa projection positive dx sur l'axe des abscisses est dans un rapport constant avec cette projection; ce rapport est invariable le long de la courbe. Ce rapport sera donc

$$\frac{1}{\sqrt{y}} \frac{dx}{ds}$$ et, pour abréger, posons-le égal à $\frac{1}{\sqrt{2z}}$;

donc, l'équation caractéristique de la courbe de plus rapide descente sera

$$\frac{1}{\sqrt{y}} \cdot \frac{dx}{ds} = \frac{1}{\sqrt{2z}};$$

mais $ds = \sqrt{dx^2 + dy^2}$, donc

$$\frac{dy}{dx} = \pm \sqrt{\frac{2z}{y} - 1}.$$

On reconnaît là l'équation caractéristique d'un arceau de cycloïde, décrit au-dessous de Ox comme base, par un point d'une circonférence de rayon z. Donc la courbe de plus rapide descente est une cycloïde.

Il résulte de cette propriété que le principe de Fermat est applicable au mouvement de l'articulation fémoro-tibiale. Tout point de la jambe, dès qu'il se déplace, est assujetti à se déplacer avec la plus grande économie de temps et de force, et de sorte que le travail effectué soit minimum. On peut donc conclure de cette étude que le mouvement de l'articulation du genou est un cas particulier de la loi du mouvement de transmission des vitesses, et obéit au principe général de moindre action.

L'assimilation totale que nous croyons avoir démontrée, entre la loi de réfraction de la lumière et la loi du mouvement d'un des facteurs de la marche, nous semble un fait de plus à ajouter à ceux qui tendent à démontrer la simplicité des lois générales. C'est, d'après nous, à la pesanteur que les surfaces articulaires doivent leur forme. Ces formes ne sont pas forcément cycloïdales; elles sont telles que le mouvement desmodromique qu'elles doivent régler ait une trajectoire cycloïdale; elle peuvent donc varier sensiblement, tout en conservant cette fonction générale. La pesanteur, agissant continuellement sur les surfaces en contact, leur donne la forme qui correspond au travail minimum; elle corrige à chaque instant par adaptation la déformation que la prolifération cellulaire pourrait imprimer à ces surfaces.

On peut expliquer ainsi la difficulté de la marche et de la douleur qu'elle produit après une longue immobilité; les surfaces articulaires s'étant modifiées par le repos, le mouvement de l'articulation n'obéit plus aux lois de l'attraction universelle qui exigent que ce mouvement s'effectue suivant une trajectoire cycloïdale. La marche, le massage, les mouvements imprimés, en permettant à la pesanteur de modifier dans le sens de l'économie du temps les surfaces relevées, ont pour résultat de ramener l'articulation à un fonctionnement régulier, c'est-à-dire à un mouvement à trajectoire cycloïdale.

CONCLUSIONS

———

I. La forme de la trajectoire d'un point de la jambe est une courbe dont la projection sur deux plans rectangulaires est :

1° Une hélice à pas variable, dont le rôle consiste, au moment de l'extension totale, à tendre les ligaments, et à appliquer avec une pression plus grande l'une contre l'autre les surfaces de contact. Le résultat est une rigidité plus grande du système articulé ;

2° Une cycloïde, suivant laquelle se meut la partie mobile et dont le rôle est de réduire à chaque instant à son minimum le travail effectué pour obtenir le déplacement de la partie mobile.

II. La première de ces courbes est représentative de la loi du mouvement le plus général d'un corps : translation parallèle et rotation autour d'un axe instantané ; elle est la résultante de toutes les actions, musculaires ou attractives, exercées sur les parties mobiles de l'articulation.

III. La deuxième de ces courbes est représentative de la loi d'action maximum ou d'économie du temps. Elle fait rentrer le mouvement de l'articulation dans la loi de l'attraction universelle, et montre que l'action de la pesanteur est la cause de la forme des surfaces articulaires.

IV. Pour un mouvement donné, tel que la marche, la course, etc., effectué dans un milieu de résistance négligeable comme l'air, et dont les ordonnées sont avec les abscisses dans un rapport déterminé, les trajectoires polaires des courbes décrites ramènent l'équation du mouvement à celle de la courbe la plus favorable.

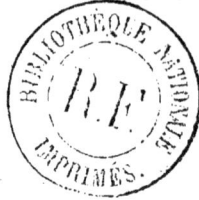

INDEX BIBLIOGRAPHIQUE

GERDY. — *Mémoire sur la marche (Journal de physiologie de Magendie.* Paris, 1829).

E. et W. WEBER. — *Mécanique de la locomotion, dans l'Encyclopédie anatomique.* 1833.

E. et W. WEBER. — *Mechanik der menschliche Gewertszeuge.* Göttingen, 1836.

MAISSIAT. — *Études de physique animale.* 1843.

GOSSELIN. — *Études sur les fibrocartilages interarticulaires.* Thèse, Paris, 1843.

MICHEL. — *Des Muscles et des Os au point de vue de la mécanique animale.* 1846.

MEYER. — *Die Mechanik des Kniegelenkes,* in *Muller's Archiv.* 1853.

GOODSIR. — *Edinburgh medical Journal,* nº 1, 1855.

BOBERT. — *Ueber die Anatomie und Mechanik des Kniegelenkes.* Giessen, 1855.

GIRAUD-TEULON. — *Principes de la Mécanique animale.* 1858.

LAUGER. — *Das Kniegelenk des Menschen,* in *Sitzungberichte der K. K. Academie.* Vienne, 1858, p. 99.

HUETER. — *Anatomische Studien an den Extremitätengelenken Neugeborner und Erwachsener : Das Kniegelenk,* in *Virchow's Archiv,* nº 26.

MEYER. — *Lehrbuch der Anatomie.* Leipsig, 1861, p. 131.

HENCKE. — *Anatomie und Mechanik der Gelenke.* 1863.

DUCHENNE. — *Physiologie des mouvements.* 1867.

HENCKE. — *Studien und Kritiken ueber Muskeln und Gelenke.* 1868, p. 141.

DELITSCH. — *Zur Physiologie und Pathologie des Kniegelenkes.* 1870.

AEBY. — *Der Bau der menschlichen Körpers.* 1871, p. 310.

CARLET. — *Essai expérimental sur la locomotion humaine.* 1872.

HANGHTON. — *Principles of animal Mechanisms.* Londres, 1873.

VON MEYER. — *Statik und Mechanik der menschliche Knochengerüster.* Leipsig, 1873, p. 355.

PETTIGREW. — *La Locomotion chez les animaux.* 1874, p. 33.

AEBY. — *Beiträge zur Kenntniss der Gelenke.* 1875.

ALBRECHT. — *Zur Anatomie des Kniegelenkes.* 1876, p. 433.

HUETER. — *Klinik der Gelenkkrankheiten.* 1876.

BRANNE. — *Ueber die Torsion des menschliches Tibia.* 1877.

FICK. — *Zur Mechanik des Kniegelenkes.* 1877, p. 439.

MERKEL. — *Betrachtungen über das Os femorii*, in *Virchow's Archiv*, LIX.

MIKULICZ. — *Statik des Kniegelenkes*. 1878.

MASSÉ. — *De l'Influence de l'attitude des membres sur leurs articulations*. Montpellier, 1878.

MAREY. — *La Machine animale*. 1878.

MORRIS. — *Anatomy of the joints of man*. 1879.

TERRILLON. — *Anatomie de l'articulation du genou*. 1879.

MEYER. — *Der Mechanismus der Kniescheibe*. 1880.

KONIG. — *Lehrbuch der speciellen Chirurgie*. 1881, p. 394.

CHABRY. — *Le Mécanisme du saut*. 1883.

LANGER. — *Lehrbuch der Anatomie*. 1885, p. 95.

POIRIER. — *Contribution à l'anatomie du genou*. 1886.

HENCKE. — *Handatlas der Anatomie*. 1888.

BRANNE. — *Die Bewegungen des Kniegelenkes (Abhandlung der säch. Ges. der Wiss.*, XVIII, 1891).

BRANNE. — *Notiz über das Kniegelenk*. 1891, p. 431.

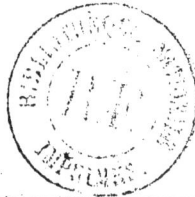

Bordeaux. — Imp. G. GOUNOUILHOU, rue Guiraude, 11.

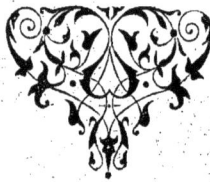